NOTICE

SUR

L'OXIDE ROUGE DE MERCURE,

EMPLOYÉ A L'EXTÉRIEUR,

DANS PLUSIEURS FORMES DE MALADIES DE LA PEAU.

PAR M. LE DOCTEUR J. IBRELISLE.

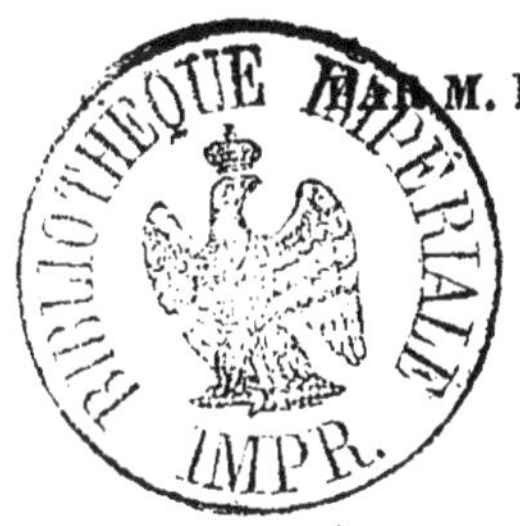

Quelque chose que vous disiez,
Soyez court.

HORACE.

(Extrait de l'Exposé des travaux de la Société des sciences médicales de la Moselle, 1845.)

A METZ,

CHEZ VERRONNAIS, IMPRIMEUR-LIBRAIRE ET LITHOGRAPHE,
RUE DES JARDINS, 14.

1846.

NOTICE

*Sur l'oxyde rouge de mercure, employé à l'extérieur,
dans plusieurs formes de maladies de la peau.*

L'usage externe de l'*oxyde rouge de mercure* est très-
ancien, bien que des praticiens modernes aient la prétention
d'avoir été les premiers à généraliser son emploi.

Comme on le sait, cet *oxyde* est un produit de l'art et
n'existe pas dans la nature, du moins en quantité notable.
On en connaît trois variétés qui sont : 1.º Le *précipité per se*,
d'un rouge foncé, qui est le plus pur de tous et cependant le
moins employé ; Fabrice de Hilden regardait l'application ex-
térieure de cet oxyde comme pouvant produire la salivation.
2.º L'*oxyde jaune de mercure*, qui n'est usité que dans
l'eau phagédénique jaune ; et, 3.º Le *précipité rouge* ou
deutoxyde, qui offre toutes les nuances du jaune et du rouge
orangé, selon la manière dont il est préparé.

On sait que la pulvérisation lui donne plus de couleur.

Cette combinaison mercurielle était déjà connue du temps
de Paracelse, qui l'employait même à l'intérieur, après
l'avoir dulcifiée avec l'esprit de vin. J'ai entendu dire à
Fodéré qu'il avait employé, sans inconvénient, le précipité

rouge à l'intérieur, mais bien préparé. Il est assez probable
que l'emploi de cet oxyde à l'intérieur a été abandonné à
cause de l'incertitude de sa bonne préparation : incertitude
qui paraît avoir été justifiée par quelques empoisonnements.
Néanmoins, à une époque reculée, Vigo, Gallus, Wendt,
Fémina, l'ont administré à l'intérieur comme anti-syphilitique
et presque toujours associé à l'opium.

Mais c'est principalement à l'extérieur que le deutoxyde de
mercure a souvent été employé comme stimulant. Ainsi on
le trouve dans le cérat et l'onguent mercuriel de Falk,
indiqués contre les hémorroïdes ; dans le miel mercuriel de
Swédiaur ; dans l'onguent basilicum. On sait qu'il est la base
des nombreuses pommades inventées depuis longtemps et
employées avec succès contre les ophtalmies chroniques scrophuleuses, telles que la pommade de Lyon, celle du régent,
de Richter, de Saint-Yves, de Grandjean, de la veuve Far-
nier, et celle de Desault, qui est la plus active. Dupuytren,
Grœff, et les ophtalmologistes modernes l'indiquent aussi sous
forme de collyre sec. Le deutoxyde de mercure entre encore,
en quantité variable, dans une infinité de pommades conseil-
lées contre les dartres, la gale et certaines éruptions vénériennes.

Considéré sous le point de vue thérapeutique, uniquement
dans son emploi à l'extérieur, cet oxyde était anciennement
d'un fréquent usage, non seulement dans les affections re-
connues ou soupçonnées syphilitiques, mais aussi dans
d'autres maladies qui affectaient l'organe tégumentaire et
qu'on n'avait pas lieu de considérer comme dépendantes de la
syphilis. Ainsi donc, depuis des siècles, on connaît son action
sur l'homme vivant ; on sait que cette action a principalement
lieu, de même que tous les mercuriaux, sur le système lym-
phatique ; il remédie aux mêmes lésions, bien qu'il soit seu-

lement employé à l'extérieur et qu'il n'expose pas aux mêmes désordres que d'autres composés mercuriels.

Mais l'oxyde rouge de mercure a eu le sort commun à plusieurs médicaments de la classe des poisons, et des accidents, quoiques rares et peut être mal observés, ont détourné de son emploi la majorité des médecins. Les formules que nous a laissées le docteur Biett, ainsi que celles dont fourmillent les pharmacopées anciennes et nouvelles, ont bien remis en vogue l'usage externe du précipité rouge ; mais personne n'ose dépasser les doses indiquées par les dermatologistes modernes. Cette substance n'est guère employée à doses élevées que par les empiriques, ou rarement et comme cathérétique sur des lésions de peu d'étendue.

Je ne prétends pas que l'oxyde rouge de mercure ne puisse jamais être absorbé et occasionner des accidents toxiques, lorsqu'il est appliqué sur une certaine étendue de la peau ulcérée ou seulement dénudée ; mais l'expérience m'a prouvé que cette absorption était beaucoup plus rare qu'on ne le pense communément, et je n'hésite même pas à la regarder comme chimérique, dans le plus grand nombre de cas. Cette assertion, qui peut sembler en contradiction avec les lois de l'absorption cutanée, est à mes yeux justifiée par plus de *quatre cents* applications d'oxyde mercurique à doses souvent très-élevées, sur tous les points de l'organe tégumentaire et sur des solutions de continuité plus ou moins étendues, plus ou moins profondes. Aucune de ces nombreuses applications n'a été suivie des effets toxiques, que la crainte et l'inexpérience attribuent trop généralement à cet agent thérapeutique. J'ai même assez rarement remarqué la salivation, qui survient cependant si facilement dans les divers traitements endermiques avec le mercure ; salivation qu'on regardait autrefois comme favorable, pour être plus certain de l'absorption du médicament, et qui était même devenue une méthode de traitement adoptée contre la syphilis et plusieurs autres maladies. Remarquons, en passant, que cet ancien mode de traitement est préconisé, de nos jours, par des médecins oculistes, qui emploient le calomel à forte dose à l'intérieur, dans plusieurs formes d'ophtalmies.

Pour nous, qui avons expérimenté avec l'oxyde rouge de mercure sur une grande échelle, nous différons des thérapeutistes modernes qui considèrent l'application de cette combinaison mercurielle comme très-vénéneuse, pouvant avoir les suites les plus funestes, et qui recommandent de l'employer seulement à la dose de quelques centigrammes, même en frictions.

Toutefois, il n'est pas rare de voir des applications d'oxyde mercurique à la face ou à la région cervicale, occasionner des douleurs de dents plus ou moins intenses et plus ou moins durables. J'ai également observé d'autres effets médiats ou secondaires, lorsque le précipité rouge était appliqué à la dose la plus élevée sur des surfaces d'une certaine étendue ou profondément ulcérées. Ainsi, une pommade composée d'un gramme d'oxyde et de trois grammes d'axonge, à demeure durant douze heures, a souvent déterminé un mouvement fébrile avec soif, augmentation de la transpiration, insomnie, agitation ; mais ces symptômes, de peu de gravité, étaient évidemment produits par la douleur plutôt que par l'absorpition vénéneuse. Dans cette pommade, la proportion du mercure la rend fort douloureuse et en fait un cathérétique, mais sans production d'escharre. Par fois aussi, j'ai cru reconnaître autour de certains ulcères sur lesquels avait lieu cette énergique application, l'eczema mercuriel déjà signalé par Pearson, il y a soixante ans, successivement décrit et étudié par Bell, Muratori et d'autres ; mais cette irritation ou efflorence purement locale, disparaissait en peu de temps à l'aide de lotions anodinées.

L'expérience m'a aussi prouvé que l'opium, administré à l'intérieur, modifiait singuliérement l'action de l'oxyde rouge de mercure. M. Braschet, de Lyon, a obtenu les plus heureux résultats de l'emploi de l'opium, comme antidote, dans un empoisonnement par le précipité rouge ; et l'exemple donné par des praticiens recommandables, qui associent les narcotiques aux mercuriaux, est un enseignement utile à suivre. D'ailleurs, personne n'ignore les bons effets de l'opium dans le traitement de certaines affections cutanées, où il agit comme modérateur de la circulation et de la sensibilité.

L'utilité de l'oxyde rouge de mercure est bien démontrée, lorsqu'il est question de modifier la vitalité des tissus malades et principalement les ulcéres scrophuleux et syphilitiques. Mais ce serait une erreur de croire, avec quelques praticiens, qu'il modifie également les ulcérations cancéreuses. On a, au contraire, vu des ulcéres rongeants à la face, et dont la nature cancéreuse ne pouvait être mise en doute, rapidement aggravés par des applications intempestives du précipité rouge. Dans ces circonstances, la destruction des tissus était en partie produite par la suppuration que ce topique a coutume de provoquer dans les premiers temps de son application. C'est probablement cette action secrétoire du précipité qui a pu engager des praticiens à l'employer dans le cancer ulcéré des mamelles. Mais, dans ce cas, si l'abondance de la suppuration, que l'oxyde détermine, opère la fonte des tumeurs, pour ainsi dire à la maniére de la gangrène, il arrive aussi qu'elle hâte les progrès du mal et que les malades succombent plus promptement à la cachexie cancéreuse. Ce grave accident s'observe principalement dans les cancers ulcérés du sein, sur lesquels il est imprudent d'appliquer le précipité, même à dose cathérétique ; il ne peut, tout au plus, ne pas nuire, que lorsqu'il est associé à des substances toniques et astringentes. Suivant MM. Bayle et Cayol, le mercure, sous quelque forme qu'on l'administre, a toujours paru nuisible aux maladies véritablement cancereuses. Ces praticiens ajoutent, que les vapeurs du cinabre et d'autres préparations mercurielles, dont on a vanté les propriétés anti-cancéreuses, n'ont véritablement guéri que des maladies vénériennes dégénérées qui avaient quelques apparences du cancer. Le docteur Burns, cité par Samuel Cooper, dit positivement que le mercure exaspère la maladie cancéreuse, surtout lorsqu'elle est à l'état d'ulcération.

Déjà, il y a plus de quarante ans, j'avais été témoin de résultats semblables, chez deux dames dont l'une était sœur du médecin qui avait prescrit le précipité rouge sur des cancers ulcérés du sein ; et ma pratique particulière m'a présenté trois autres exemples en 1842, chez des femmes qui ont succombé à la même maladie et qui avaient également été soumises aux applications continues d'oxyde rouge de mercure.

La manière d'agir du précipité rouge est bien différente lorsqu'il est appliqué sur des lésions scrophuleuses ou syphilitiques, qu'il améliore presque toujours et qu'il guérit souvent complètement. Son mode d'action est même, pour moi, tellement positif qu'il pourrait, dans le doute, servir à distinguer les ulcérations cancéreuses.

La coloration en noir, remarquée dans les pansements avec le précipité rouge et quelques autres préparations mercurielles, et qu'on a donnée comme un signe caractéristique de suppuration cancéreuse, a souvent été confondue avec la mélanose observée dans certains cancers, et qui ne serait, suivant Bayle, Laennec, Breschet et Barruel, qu'un accident de la maladie, une sorte d'épanchement sangnin ; mais dans les cas dont nous parlons, cette coloration paraît due à la combinaison chimique du mercure avec *l'ichor* que quelques auteurs, et principalement M. Cruveilhier, regardent comme l'essence du cancer.

On a placé le deutoxyde de mercure au premier rang des cautères potentiels; mais bien que cet oxyde soit *cathérétique,* même étant mêlé à un corps gras, il n'est *escharrotique,* dans la rigoureuse acception du mot, que lorsqu'on l'applique en poudre sur des surfaces ulcérées. L'escharre qu'il produit se forme lentement et diffère, quant à la consistance et à la couleur, de celle que détermine le nitrate acide de mercure. Il en est à peu près de même du deuto-iodure de mercure, composé très-actif dont l'emploi demande plus de prudence que le précipité rouge, mais qui, dans un grand nombre de cas, ne peut nullement remplacer ce dernier composé.

On a souvent exprimé le vœu que toute ex périence, tendant à constater les effets d'un médicament, *intùs et extùs,* fût sanctionnée par des épreuves cliniques assez nombreuses et assez positives pour en légitimer l'emploi. Cette considération, applicable à plusieurs médicaments nouveaux, l'est également à l'oxyde rouge de mercure, qui peut être employé sans danger à l'extérieur, à des doses plus élevées que celles indiquées par les formulaires.

Des ulcères indolents aux extrémités inférieures, et qu'on rencontre fréquemment chez des sujets adultes ou avancés en âge, ont toujours été améliorés et souvent complétement cicatisés par des applications journalières d'oxyde rouge de mercure incorporé dans un corps gras. La guérison était, bien entendu, d'autant plus prompte et moins sujette à récidive, qu'on joignait au traitement local les exutoires, les purgatifs, les préparations iodurées à l'intérieur, ou seulement les amers et les ferrugineux.

Bien que nombre de médecins de tous pays et particulièrement ceux de l'école française, condamnent généralement les applications mercurielles sur les ulcères phagédéniques, j'ai constaté la propriété de l'oxyde rouge de mercure pour arrêter les progrès de ces sortes d'ulcérations, quelles que soient leurs formes et leurs périodes. Ce n'est pas sans raison, que l'épithète de topique *phagédénique* avait été donnée par les anciens à ce composé mercuriel. La pommade ordinairement usitée pour le pansement de ces sortes d'ulcères, était préparée avec *une partie d'oxyde rouge de mercure* triturée dans *quatre* ou *cinq parties d'axonge* ou de *beurre récent*. La quantité d'oxyde était nécessairement diminuée ou augmentée suivant la nature et la gravité du mal; ainsi, j'ai souvent employé sur des ulcères rebelles aux moyens ordinaires, une pommade composée *d'une partie de précipité rouge* et de *deux parties* seulement *d'axonge*, en poids, qu'on laissait appliquée durant plusieurs heures et qu'on réitérait autant de fois qu'il était nécessaire.

Dans les pommades de cette espèce, employées, actuellement, par les médecins qui s'occupent spécialement des maladies cutanées, l'oxyde rouge de mercure n'est pas porté à une dose aussi élevée; les plus actives en contiennent *un douzième*. Dans quelques formules des pharmacopées d'Edimbourg et de Phyladelphie, cet oxyde entre pour *un huitième* : quantité encore au-dessous de celle que j'emploie communément. Quant à la poudre de Plenk, désignée d'ailleurs comme caustique, l'oxyde de mercure est à *un sixième*, et son action qui semble augmentée par l'alun, est néanmoins diminuée par la quantité de poudre de sabine qui sert d'adjuvant.

Bon nombre d'ulcères aux jambes, souvent guéris à mon grand étonnement, dataient de quatre, huit et même vingt années; et bien qu'il eût peut être été prudent de les considérer comme des maladies qu'il serait dangereux de guérir, je n'ai pas eu connaissance d'accidents consécutifs à la guérison.

Mais lorsque des ulcères fistuleux se trouvaient placés sur une articulation, au pied, à la main, au coude et au genou, et qu'ils paraissaient entretenus par une maladie des os sous-jacents, la solution de continuité s'améliorait et guérissait même assez promptement; mais une récidive plus ou moins prochaine décélait l'insuffisance de la préparation mercurielle pour remédier aux lésions du système osseux.

Cependant, j'ai vu réussir la pommade de précipité, à dose pour ainsi dire cathérétique, sur un large ulcère syphilitique, que portait une jeune fille depuis dix mois, laissant à nu une portion cariée du tibia. L'exfoliation de l'os précéda la guérison de l'ulcère et le traitement interne fût bornée à l'eau ferrugineuse. Je ferai remarquer que cette malade avait été saturée de mercure sous diverses formes; et s'il est présumable que l'ulcère dénommé syphilitique se soit considérablement aggravé par l'excès du mercure administré à l'intérieur, il est incontestable que le précipité rouge employé à l'extérieur en a opéré la guérison.

On blâme généralement l'emploi de l'oxyde rouge de mercure pour le pansement des ulcères syphilitiques; et quelques auteurs, parmi lesquels M. Ricord fait autorité, vont même jusqu'à lui attribuer les transformations les plus graves. Cependant, j'ai maintes fois obtenu de bons résultats de l'emploi d'une pommade de précipité sur des chancres primitifs, ou secondaires; soit que le malade ait déjà pris du mercure à l'intérieur, soit qu'il n'eut encore été soumis à aucun traitement interne. La stimulation produite par le précipité rouge sur les ulcères vénériens, n'opère pas leur cicatrisation aussi rapidement que les autres agents qu'on a coutume d'employer dans le même bût; elle provoque d'abord une suppuration plus ou moins abondante, plus ou moins durable, à laquelle succède une cicatrisation qui ne donne pas lieu de craindre la résorption attribuée à une guérison trop prompte des chancres primitifs. Seulement, cette application ne doit pas être intempestive, et la dose de précipité doit être appropriée au degré d'irritation du chancre. C'est d'ailleurs aussi un bon

moyen, pour dissiper l'induration qui accompagne souvent
ces sortes d'ulcères.

Des observations communiquées en 1843, prouvent aussi
l'efficacité de l'oxyde rouge de mercure dans plusieurs cas
graves d'anthrax.

Cet oxyde a également été expérimenté avec succès, comme
traitement local, pour quelques dermatoses dartreuses qui ne
paraissaient pas essentiellement liées à un état morbide interne;
et plusieurs teignes squammeuses ont aussi cédé à son emploi.

Chez plusieurs jeunes gens des deux sexes, j'ai également
constaté l'efficacité de la pommade de précipité rouge, dans
des ulcères chroniques de nature scrophuleuse, situés sur
des articulations ankylosées. La plus rapide des guérisons
de ce genre est celle d'une jeune fille, chez qui la scrophule
héréditaire s'était traduite par trois larges ulcères, qui en-
touraient entièrement l'articulation du bras avec l'avant-bras.
L'ankylose était complète, mais sans carie et la cicatrisation
s'est effectuée en moins de quarante jours; elle date de quatre
années et aucune récidive n'est survenue. Je dois dire que le
traitement n'a pas été purement local, et que l'iodure de po-
tassium, aujourd'hui en grande vogue, a sans doute con-
tribuée à la guérison.

Je pourrais également relater la guérison d'un grand nombre
de pustules et ulcères au derme chevelu, à la face, aux fosses
nasales, aux régions maxillaires et cervicales, que je dénom-
merai scrophuleux ou syphilitiques, sur lesquels l'oxyde rouge
de mercure a été appliqué à doses variées et dont l'activité a
souvent été modifiée par divers adjuvans.

Quand aux lésions de même nature situées aux mains et
aux pieds, elles ont guéri plus difficilement, et les récidives
étaient plus fréquentes lorsqu'il y avait maladie des os. J'ai

plusieurs fois rencontré cet écueil, et force a été d'abandonner mon remède de prédilection pour en essayer d'autres.

Je mentionnerai particulièrement trois maladies du tronc, que démontrent manifestement les heureux résultats obtenus avec l'oxyde rouge de mercure.

Premièrement : un ulcère de mauvais aspect, aussi profond que possible eu égard à sa situation et laissant à découvert une partie du sternum et des cartilages des 2.e, 3.º et 4.e côtes, a été cicatrisé, dans le court espace d'un mois, bien qu'il existât depuis quatre années, chez une campagnarde encore robuste et qui depuis lors avait cessé d'être menstruée. Ici, la pommade de précipité a eu tous les honneurs de la guérison, et le traitement interne s'est borné à la tisane de chicorée.

Secondement : un ulcère indolent, à fond grisâtre, à bords épais, inégaux, s'étendant sur toute la face postérieure de l'omoplate, avait débuté trois ans auparavant par un simple furoncle, chez une pauvre femme de 64 ans ; une fièvre continue, avec faiblesse et amaigrissement général, avaient mis la malade dans un état voisin du marasme ; à dater du 9 novembre 1842, ce vaste et profond ulcère, journellement lavé avec une forte décoction d'écorce de chêne, fût pansé matin et soir avec des plumasseaux enduits de pommade de précipité rouge, à un cinquième ; on administra l'élixir de gentiane à la dose de deux cuillerées par jour et l'eau vinée pour boisson. Durant les douze premiers jours, le topique procura une abondante suppuration et une douleur inaccoutumée ; mais peu à peu la sécrétion du pus diminua, l'ulcère changea d'aspect et l'amélioration s'étant accrue rapidement, la cicatrisation fut complète le 28 décembre, après 49 jours de traitement.

Mais aucune guérison ne prouve mieux l'efficacité des ap-

plications d'oxyde rouge de mercure dans le traitement de
maladies vénériennes dégénérées qui affectent l'organe tégumentaire, que celle d'une syphilide, caractérisée par plus
de quarante pustules ulcérées, dont plusieurs avaient une
grande dimension, et parsemées sur l'occiput, la nuque,
le dos, les épaules et la partie supérieure des bras. Cette
éruption remarquable, dont-il serait trop long de tracer
l'histoire détaillée ainsi que celle de la maladie qui lui a
donné naissance, était consécutive à des symptômes vénériens
primitifs, simplement traités par la méthode antiphlogistique
et datait de huit années lorsque je fus consulté. Plusieurs fois
améliorée par des préparations de plomb, de cuivre et principalement par la pommade de Kunkel et d'autres remèdes se-
crets, cette grave syphilide avait pris depuis une année le
développement que je viens d'indiquer; de plus, un ulcère
rongeant avait détruit une partie du voile du palais.

Aucune préparation mercurielle n'ayant été administrée à
l'intérieur, je n'hésitai pas à prescrire le mercure soluble
d'Hahnemann, à la dose de deux centigrammes et demi
par jour et une boisson composée avec le gaïac et la douce
amère; je prescrivis aussi un gargarisme approprié à l'ulcération de l'arrière bouche. Mais, on le pense bien, les ulcères
furent tous recouverts avec la pommade d'oxyde rouge de
mercure, à un septième les plus superficiels, et à un cinquième
les plus profonds; plusieurs nécessitèrent même une dose
d'oxyde encore plus forte. Sous l'influence de ce traitement,
la guérison ne se fit pas longtemps attendre.

Si l'on m'objectait que le traitement interne pouvait bien
avoir eu le plus de part à cette prompte guérison, je ré-
pondrais, que le vingtième jour déjà, les ulcères étaient en
grande partie cicatrisés, et qu'ils le furent tous complètement
avant le quarantième, bien que le malade eût à peine employé un gramme de mercure solublé à l'intérieur : il en prit

encore une égale quantité et continua la boisson et le gargarisme.

Ces trois observations, qui démontrent évidemment l'action
salutaire du deutoxyde de mercure à l'extérieur, dans les
dermatoses syphilitiques et autres affections cutanées, me
semblent aussi de nature à dissiper des craintes exagérées
relativement à son absorption toxique.

Cette méthode de traitement, dite par *suppuration*, et qui
n'est pas nouvelle, est fort usitée par des empiriques et même
par des médecins qui s'en approprient l'invention. Divers
composés mercuriels, ou d'autres agents de la médication
substitutive dont les succès sont bien reconnus, peuvent sans
doute remplir le même objet; mais l'oxyde rouge de mercure
est sans contredit le plus avantageux, lorsqu'on sait diriger
son emploi; sans chercher à exagérer son importance dans le
traitement des maladies de la peau, j'ai pensé que les expé-
riences auxquelles je me suis livré, pendant plusieurs années,
étaient suffisantes pour faire apprécier la valeur de cet agent
thérapeutique.

9 782019 273484